DU LAVAGE DE L'ESTOMAC

DANS

L'OCCLUSION INTESTINALE

Par M. LANCIAL,
Interne des Hôpitaux.

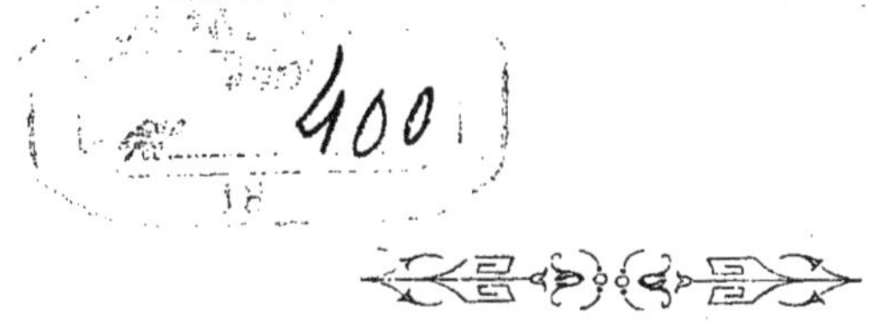

LILLE,
AU BUREAU DU *JOURNAL DES SCIENCES MÉDICALES*,
56, RUE DU PORT.

1887.

DU LAVAGE DE L'ESTOMAC

DANS L'OCCLUSION INTESTINALE

Par M. LANCIAL,

Interne des Hôpitaux.

Le lavage de l'estomac a été adopté comme méthode thérapeutique de l'obstruction intestinale, en 1884. A cette époque, Küssmaul en fit connaître les bons effets dans le traitement de l'étranglement interne. Mais déjà en 1881, Faucher rapporte dans sa thèse un cas de guérison obtenue par le lavage stomacal, chez une opérée de M. Péan, atteinte de pseudo-étranglement. Senator et Hasenclever, à l'exemple de Küssmaul s'empressent d'en faire l'essai et constatent son efficacité. Les résultats obtenus par ces auteurs font naître de grandes espérances, mais on reconnaît bientôt que dans leurs observations ils tendent à confondre l'étranglement et l'obstruction intestinale. A la Société de médecine de Berlin, en 1885, et au sein même de la Société de chirurgie de Paris (1), un certain nombre de médecins et de chirurgiens se montrent les adversaires de ce mode de traitement, Bardeleben prétend que si l'emploi de ce moyen fait disparaître presque tous les symptômes de l'étranglement, il n'a donné dans aucun cas d'amélioration durable et qu'on peut même lui reprocher d'amener le chirurgien à laisser passer, à cause de cette rémission temporaire, le moment favo-

(1) Séance du 3 mars 1886.

rable pour l'intervention. Henoch, Wolf et Terrier admettent qu'on peut toujours y avoir recours « en présence d'étranglement de nature inconnue » mais à la condition de ne pas insister en cas d'insuccès, afin de ne pas différer l'intervention chirurgicale. On pourrait en effet escompter le succès devant une amélioration qui ne serait qu'apparente et compromettre ainsi la vie des malades.

En tout cas, le lavage aura toujours pour avantage, en évacuant le contenu stomacal, d'empêcher l'absorption des produits toxiques et de s'opposer à cette source d'auto-infection. De plus il facilitera, s'il ne lève pas l'obstacle, l'intervention chirurgicale en prévenant les vomissements chloroformiques. Avec de la prudence on évitera pendant les lavages l'introduction de corps étrangers dans les voies aériennes et on n'aura pas à redouter la pneumonie que Bergmann dit avoir constatée chez deux malades qui y succombèrent.

Aujourd'hui la méthode de Küsmaul n'est plus employée dans un but thérapeutique, lorsqu'il s'agit d'étranglement interne. Mais les indications du lavage de l'estomac paraissent rationnelles dans certaines formes d'occlusion intestinale, soit pseudo-occlusion par paralysie musculaire de l'intestin (1), soit pseudo-étranglement par péritonite primitive (2).

Malheureusement le diagnostic des causes de l'occlusion intestinale n'est pas aussi facile que l'a prétendu M. Desprès à la Société de chirurgie (3). D'après ce chirurgien il serait possible de porter un diagnostic exact 99 sur 100 : si les accidents débutent brusquement, on peut diagnostiquer un étranglement par brides ; si, au contraire, les phénomènes sont lents à se développer on peut penser à un cancer intestinal, à une paralysie intestinale ou à une invagination.— Lorsque l'on peut supposer qu'il n'existe pas de cause mécanique à l'arrêt des gaz et des

---

(1) Thibierge. — *De l'obstruction intestinale sans obstacle mécanique.* Thèse de Paris 1884.

(2) Poupon. — Thèse de Paris 1885.

(3) Séance du 25 mai 1887.

matières fécales on peut avoir recours aux moyens médicaux avant toute intervention, pourvu qu'on ne perde pas de temps. C'est ainsi qu'on pourra utiliser le lavage stomacal. Néanmoins, on ne peut pas toujours compter sur le succès dans tous les cas d'obstructions sans obstacle mécanique. M. le Dr Voituriez a exposé l'an dernier, à la Société des Sciences médicales de Lille, une observation intéressante de grossesse extra-utérine avec symptômes d'occlusion par péritonite, où l'emploi répété du lavage de l'estomac resta sans effets, bien qu'il n'y eût pas d'obstacle mécanique et que le calibre de l'intestin fut respecté comme il a été facile de le constater à l'autopsie.

Dans les constipations opiniâtres qui simulent quelquefois un véritable étranglement interne, le lavage de l'estomac fait souvent merveille. Nous suivons en ce moment dans le service de M. le professeur Desplats, un homme de quarante ans, qui souffre d'une dilatation stomacale due à une gastrite ancienne et que l'on traite de temps en temps par les lavages. Chez lui, la constipation est habituelle, mais chaque fois qu'on lui applique ce mode de traitement, une selle se produit dès le lendemain, vient-on à suspendre le lavage, la constipation réapparaît. Mais, de même que certaines pseudo-occlusions, la coprostase ne céde pas toujours au même moyen, et nous lisons dans les Cliniques de Liège, que trente lavages ne purent amener de selle chez un homme de 60 ans. D'où viennent ces insuccès ? D'après Thibierge, il faut admettre chez les vieillards des troubles de nutrition de l'intestin pouvant déterminer sa paralysie, il est dès lors facile de comprendre qu'avec des lésions étendues, le lavage soit insuffisant pour amener dans un intestin distendu les contractions musculaires nécessaires à la progression des matières stercorales durcies et volumineuses. Il n'en est pas de même chez les jeunes sujets comme ceux qui font l'objet des observations que nous allons rapporter.

Mais auparavant peut-être serait-il bon de rappeler en quelques mots la pathogénie des pseudo-occlusions qui sont justiciables du traitement par les lavages de l'estomac. On peut admettre avec Poupon que dans ces formes, l'arrêt des matières est dû au réflexe paralysant. Il se produit comme dans certaines péritonites aigües, une excitation des nerfs voisins de l'intestin. La sensation, qui part de la séreuse, arrive simplement aux ganglions cœliaques, d'où elle produit par acte reflexe la paralysie intestinale ; ou bien elle pénètre jusqu'à la moelle et se transmet par ce centre nerveux jusqu'aux noyaux du pneumogastrique dont elle parvient ainsi, selon les expériences de Pflüger, à paralyser l'action motrice. Les mouvements péristaltiques cessent au point paralysé, les matières fécales s'y accumulent, tandis que les gaz retenus derrière cet obstacle, contribuent à distendre l'intestin qui ne réagit plus.

Si le mode de production de la pseudo-occlusion paralytique reste obscur, le mode d'action du lavage stomacal qui y remédie ne l'est pas moins,

Pour Kussmaül et Freenkel, le pompage de l'estomac agit surtout en faisant cesser l'excès de pression au-dessus du siège de l'obstacle au même titre que l'entérotomie et la ponction capillaire. D'après eux, le lavage n'est qu'un moyen d'évacuation : en debarrassant l'estomac des gaz et des liquides qu'il renferme, on crée de la place dans la cavité abdominale, ce qui facilite le dégagement des anses intestinales fléchies ou tordues ; on diminue la pression, on régularise les mouvements de l'intestin. Senator croit nécessaire d'ajouter à cette explication, que la distension de l'estomac par un contenu morbide, irrite les fibres des nerfs splanchniques, d'où paralysie des mouvements péristaltiques. Les lavages sont efficaces, parce qu'ils s'adressent à la cause morbide : la réplétion de l'estomac par des matières en voie de décomposition.

Au lieu de voir uniquement dans le lavage un moyen d'évacuation simple des produits de la cophrémie, Nicaise et Ewald lui reconnaissent pour principal avantage, la propriété d'exciter la surface de l'estomac et de provoquer, du côté de l'intestin, des contractions capables d'entraîner la guérison. Ainsi, le passage d'une grande quantité de liquide dans l'estomac, agirait par action réflxe sur les mouvements péristaltiques. Tandis que l'agent morbide de l'occlusion provoquerait l'arrêt du cours des matières stercorales, en excitant le splanchnique, nerf modérateur des contractions intestinales, le lavage contrebalancerait cette action en excitant, au contraire, les fibres du pneumo-gastrique, c'est-à-dire le nerf de motricité de l'intestin grêle.

Il serait intéressant de rechercher la solution du problème, en expérimentant sur les animaux. Malheureusement, ces sortes de travaux sont très délicats. M. Colin, qui vient d'étudier les mouvements de l'estomac chez le bœuf, et de communiquer le résultat de ses expériences à l'Académie de médecine (1), conclut, du reste, en disant que si nous connaissons un peu les mouvements de l'estomac des animaux, nous n'avons qu'une idée très imparfaite de ces mouvements chez l'homme. On ne pourrait ajouter à nos connaissances sur ces derniers, « que dans le cas où l'estomac de l'homme serait mis à découvert et incisé sur une grande étendue. »

Quoiqu'il en soit, à part les cas de Faucher, Chantemesse et de Jocqs (2), on n'a guère publié en France de résultats heureux du lavage de l'estomac dans l'occlusion intestinale, aussi, à cause du discrédit dans lequel ce mode de traitement paraît être tombé, nous avons cru bon, de présenter à la Société anatomo-clinique les observations de trois malades que nous avons eu l'occasion de suivre à la Charité, dans le service de M. le Professeur Duret, et qui se sont bien trouvés du lavage de l'estomac. Deux de ces malades présentaient tous les signes de l'occlusion intestinale, la troisième a eu de la péritonite circonscrite avec vomissements fécaloïdes ; mais comme le cours des matières fécales n'était pas interrompu du côté de l'anus, nous ne sommes pas autorisés à affirmer l'occlusion vraie.

(1) Séance du 26 avril 1887.

(2) *France médicale*, 15 janvier 1887.

Observation I. — *Pelvi-péritonite ; occlusion intestinale avec vomissements fécaloïdes ; guérison par les lavages de l'estomac* (1).

B... Mathilde, âgée de 26 ans, a toujours joui d'une bonne santé jusqu'à la naissance de son enfant aujourd'hui âgé de six semaines. Remise au travail quatre jours seulement après son accouchement qui fut normal, elle ressentit dans le flanc droit une douleur qui augmenta graduellement et la força à garder le lit quinze jours plus tard. Au bout de dix jours, se croyant guérie, elle reprend de nouveau son travail qu'elle doit encore abandonner la semaine suivante. A ce moment, elle est plus gravement atteinte, la douleur dans le flanc droit est plus vive, le ventre, à ce niveau, est très sensible à la pression ; la malade ne peut se lever, a de la diarrhée, des nausées et des vomissements bilieux.

Le surlendemain, 26 juin 1886 : violentes coliques durant plusieurs heures, vomissements très fréquents, d'abord verdâtres, puis jaunâtres et très odorants.

27 juin. — Un médecin ordonne de l'eau de Sedlitz, ce qui amène trois garde-robes. Le soir, coliques et vomissements franchement fécaloïdes.

2 juillet. — La malade entre à l'hôpital, salle St-Augustin, n° 15. Voici l'état dans lequel on la trouve : la face est grippée, les yeux enfoncés dans l'orbite et cerclés de noir, les extrémités sont froides, le pouls petit à 80, la température axillaire indique 37°,6 ; hoquet depuis hier, pas de selle, ni de gaz rendus par l'anus depuis cinq jours ; vomissements fécaloïdes depuis le même temps. — 20 gr. d'eau-de-vie allemande administrée ce mátin n'ont produit aucun effet. Les coliques viennent par crises et s'accompagnent de borborygmes. Le ventre est douloureux à la pression, surtout au niveau du flanc droit ; le météorisme est très modéré, la fosse iliaque droite est le siège d'un empâtement. Les orifices inguinaux, cruraux et ombilical sont libres ; le toucher vaginal ou rectal ne fait rien découvrir d'anormal ; anurie. Traitement : pilules d'extrait de belladone ; glace à l'intérieur et sur le ventre.

3 juillet. — Même état ; après examen, M. Duret conclut à l'oc-

(1) Nous devons à notre excellent ami, M. V. Leplat, interne des hôpitaux, les principaux éléments de cette observation.

clusion intestinale consécutive à la pelvi-péritonite, et fait appliquer sur la fosse iliaque et le flanc droit un large vésicatoire. Il prescrit, en outre, le lavage de l'estomac renouvelé deux fois dans la journée ; glace et eau-de-vie allemande.

4 juillet. — Le lavage, fait deux fois hier à l'aide du tube de Faucher avec 4 à 5 litres d'eau tiède mélangée à de l'eau de Vichy, a produit un grand soulagement ; il n'y a pas encore eu de garde-robe, mais le soir la malade dit avoir eu quelques gaz en essayant d'aller à la selle après administration d'un lavement. Le purgatif a été rejeté. Il n'y a plus eu que deux vomissements fécaloïdes.

5 juillet. — B... ne souffre plus ; la fosse iliaque est moins sensible à la pression, moins empâtée Plus de vomissements depuis hier matin. Pas de selle jusqu'ici, mais émission de gaz. Le bouillon et les œufs sont tolérés.

6 juillet. — Troisième lavage et lavement purgatif suivis de selles très abondantes. Les vomissements n'ont pas reparu ; l'état général s'améliore.

7 juillet. — Deux nouvelles selles. — Le facies redevient normal ; l'appétit renaît.

8 juillet. — On donne de la viande avec les œufs, le bouillon et le lait. On cesse, sur la demande de la malade, les lavages de l'estomac.

15 juillet. — La malade est bien rétablie : elle se lève, reprend des forces et de l'embonpoint.

24 juillet 1886. — Elle quitte l'hôpital.

Quinze mois plus tard, le 12 août 1887,[1] nous revoyons notre ancienne malade qui est enceinte de huit mois ; elle accuse toujours une douleur assez vive au niveau de la fosse iliaque droite, elle n'a cependant pas dû cesser son travail depuis sa sortie de l'hôpital.

Observation II (personnelle). — *Occlusion intestinale avec vomissements fécaloïdes ; guérison par le lavage de l'estomac.*

Le 5 décembre 1886, dans la soirée, est apportée à l'hôpital de la Charité une fileuse âgée de 21 ans. Admise au lit 2 de la salle Saint-Augustin, dans le service de M. le Professeur Duret, elle déclare qu'il y a six semaines elle fut traitée pendant trois jours dans service de médecine pour des douleurs vagues et mobiles qu'elle localisait dans le ventre, mais qui lui permettaient cependant de se lever. Les selles étaient régulières, l'appétit bon; il y avait un peu de leucorrhée. Depuis lors, à certains jours, elle a été « reprise de crampes », dit-elle. Ces douleurs instantanées siégeaient au creux épigastrique, lui arrachaient des cris et la forçaient de se contourner dans tous les sens. Constipation durant huit jours avant l'apparition des derniers accidents. Il y a quatre jours, elle dut interrompre son travail : subitement elle ressentit, au creux épigastrique et surtout dans le flanc gauche, une douleur très vive avec constriction violente; six heures plus tard, elle fut prise de vomissements verdâtres avec douleur persistante.

La constriction qu'elle accuse maintenant dure donc depuis quatre jours : il semble, à son dire, qu'on lui ait lié les intestins.

Les yeux sont excavés, les traits tirés, la langue saburrale, le refroidissement très appréciable. Le pouls est petit, la dyspnée presque continue. Le ventre est légèrement ballonné, sensible dans le flanc gauche. Il y a des borborygmes et des coliques. Depuis quatre jours, vomissements franchement fécaloïdes, suppression des selles et de l'émission des gaz depuis le même temps. Urines rares. Le toucher n'indique rien de spécial dans le vagin, ni dans le rectum, et les orifices herniaires sont libres. T. Ax. 36°5.

En présence de ces symptômes d'occlusion, nous avons immédiatement recours au lavage stomacal. Nous apprenons, en effet, qu'en ville on a déjà administré à la malade calmants, purgatifs multiples, lavements liquides et gazeux, etc., sans obtenir aucune amélioration. Le tube de Faucher est introduit avec assez de facilité. Après avoir fait pénétrer une petite quantité d'eau tiède dans l'estomac, le tube est abaissé rapidement et on voit s'écouler aussitôt un liquide jaunâtre, à odeur fétide. Cette manœuvre est répétée jusqu'à ce que l'eau revienne presque pure, on emploie ainsi quatre à cinq litres, après quoi on verse dans l'entonnoir quatre à cinq cents centimètres cubes d'eau de Vichy dont on laisse une partie dans la cavité stomacale.

A la suite de cette évacuation, la malade se sent manifestement soulagée, les douleurs sont moins fréquentes; les vomissements ne se reproduisent pas dans le reste de la soirée.

6 décembre. — La jeune fille qui ne s'était pas reposée depuis

quatre nuits, a trouvé un peu de sommeil. Du reste, le facies est meilleur, les extrémités chaudes, le pouls remonté ; plus de dyspnée. T. M. 37°.

Les borborygmes sont plus fréquents depuis le lavage, et les douleurs ont beaucoup diminué d'intensité. Il n'y a plus eu que deux vomissements fécaloïdes, peu abondants. La malade a pu garder un peu de vin. Cependant, jusqu'ici, pas de selle ni de gaz. Un second lavage à l'eau tiède est fait vers huit heures du matin et ramène quelques grumeaux jaunâtres. Dix minutes plus tard, émission de gaz par l'anus ; à 11 heures, selle liquide abondante suivie d'une selle semblable vers midi. La débacle continue dans la soirée.

7 décembre. — Les vomissements et les douleurs ont complètement cessé depuis le second et dernier lavage. La malade n'accuse plus qu'un peu de faiblesse et demande à manger.

13 décembre 1886. — Elle sort de l'hôpital complètement guérie.

5 mai 1887. — La guérison s'est maintenue et la jeune fille a toujours continué son travail.

Nous tenons à faire remarquer que chez cette jeune fille, la thérapeutique mise en pratique dès le second jour du début des accidents d'occlusion, avait été très variée et sans résultat. Les antispasmodiques, les purgatifs variés (huile de ricin, eau-de-vie allemande), les injections rectales, soit liquides, soit gazeuses, avaient été essayés en vain. A l'hôpital on n'a employé exclusivement, durant quatre jours, que le lavage de l'estomac. Nous sommes donc en droit de lui attribuer les heureux effets obtenus. Le premier lavage a eu pour résultat immédiat une amélioration sensible ; le second, l'arrêt des vomissements et le rétablissement rapide du cours des matières. La malade, arrivée dans le service vers six heures du soir, était guérie de son occlusion dès le lendemain matin. C'est l'eau tiède qui a servi au lavage chez cette malade comme chez la malade de l'observation I, ce qui nous permet de penser que l'eau glacée n'est pas indispensable pour provoquer du côté de l'intestin, les contractions que l'on recherche en même temps que l'on vise à débarrasser l'estomac des matières nuisibles qu'il contient.

Observation III. — *Péritonisme, vomissements d'aspect fécaloïde. — Guérison par le lavage de l'estomac*, par M. Vanheuverswyn, interne provisoire.

La nommée Elise H..., gouvernante, 40 ans, est opérée d'ovariotomie le 7 mars 1887. L'opération, très mouvementée, dure quatre heures, et la malade est maintenue pendant tout ce temps sous le chloroforme. Le pédicule de la tumeur envoyant un prolongement très avant dans l'excavation, on dut le suturer à la paroi abdominale.

Sous l'influence de la suppuration, la température, du 7 au 25, monta souvent le soir à 38°5.

A partir du 25, la courbe thermique oscilla entre 37° et 38°.

Le 29, au matin, la malade nous raconte qu'elle a eu la nuit, à plusieurs reprises, des régurgitations. Celles-ci se font sans effort ni douleur, et consistent en un liquide trouble jaunâtre (œufs, lait). Le ventre n'est point douloureux, sauf à la partie inférieure, au niveau du pédicule, ce qui existe d'ailleurs depuis l'opération. La température matinale est de 37°4, celle du soir est de 38°.

Le lendemain, 30 mars, la malade a un peu le facies abdominal, les régurgitations sont plus fréquentes et plus abondantes. T. M. 37°4, T. V. 38°.

Ces symptômes sont bien ceux de cet état particulier que l'on a décrit sous le nom de péritonisme et qui est caractérisé par tous les phénomènes de la péritonite, sauf la fièvre. Le 31 mars et le 1er avril, le mal va en s'aggravant, aux régurgitations succèdent des vomissements. Ceux-ci sont d'abord alimentaires, puis bilieux. La température oscille entre 37° et 38°.

2 avril. — Les vomissements ont l'apparence de vomissements fécaloïdes, mais ils n'en ont point l'odeur.

La malade a complètement le facies abdominal, yeux excavés, entourés d'un cercle noirâtre, nez effilé et pincé ; face pâle, dépressions au-dessus et au-dessous des pommettes. La parole est brève, saccadée ; le ventre douloureux, surtout à la partie inférieure et présente un peu de tympanisme.

Devant l'inefficacité de la thérapeutique jusqu'alors employée : opium, chloral, sirop de morphine, etc., on se décide à faire le lavage de l'estomac à l'eau de Vichy additionnée d'eau tiède.

La malade est affaiblie, abattue pendant les quelques heures qui suivent cette intervention, mais le soir elle éprouve un mieux sensible. Elle nous dit qu'elle n'a eu que quelques régurgitations ; fièvre nulle, ventre moins sensible, facies moins terreux, pouls moins bref. T. 37°. Le lendemain matin, même état. Nouveau lavage.

Le soir, la malade se dit guérie, les vomituritions ont cessé.

Le 4 avril, tous les symptômes ont disparu et la malade mange comme à l'ordinaire.

On peut se demander à quoi tenait l'occlusion dans ces différentes observations. Sans vouloir trancher cette question pleine de difficultés, il est cependant d'un grand intérêt d'essayer d'en rechercher la cause. M. Duret pense que l'on a eu affaire, dans le premier cas, à l'occlusion par plicature de Duplay, ou mieux à une paralysie intestinale par péritonite circonscrite de voisinage.

Plusieurs autopsies ont montré que la coudure ou plicature, qui succède d'ordinaire à la péritonite, et qui résulte souvent d'une attache celluleuse, peut respecter le calibre de l'intestin. Elle ne détermine donc pas toujours un obstacle mécanique, mais amène parfois une paralysie de la portion supérieure de l'intestin et, par suite, l'arrêt des matières fécales. Cette explication est d'autant plus admissible, que le début de la pelvi-péritonite développée chez cette femme, remontait à plusieurs semaines. En tout cas, selon la loi de Stokes, la péritonite suffit à elle seule pour amener la paralysie musculaire de l'intestin. C'est vraisemblablement aussi la péritonite circonscrite qui a déterminé les phénomènes observés chez notre troisième malade. Les symptômes de péritonisme se sont manifestés après plusieurs injections irritantes au moment où la fièvre, bien que modérée, s'était déclarée avec les autres signes de l'inflammation de la séreuse péritonéale voisine de la fistule. Enfin, la malade qui fait l'objet de notre seconde observation, présentait une constipation qui a précédé l'apparition des accidents, mais son nervôsisme, l'apparition subite de l'occlusion, sa disparition rapide sont de nature à nous faire croire qu'il s'agissait ici d'une paralysie intestinale, d'ordre purement réflexe, sans lésion d'organe, contrairement aux deux cas précédents où la séreuse, au moins, paraît avoir été atteinte.

Quoiqu'il en soit, la péritonite était circonscrite, les désordres ont dû être également limités et c'est ce qui explique le résultat obtenu par le traitement.

Conclusions. — Des observations qui précèdent, nous croyons pouvoir tirer les conclusions suivantes :

I). Le lavage de l'estomac peut être employé avec succès comme moyen thérapeutique dans certaines formes d'occlusion intestinale d'ordre réflexe et sans obstacle mécanique.

II). Les occlusions survenant chez de jeunes femmes atteintes de nervosisme ou de péritonite circonscrite, sont surtout justiciables de ce mode de traitement (1).

---

(1) Au moment de publier ce travail, nous trouvons dans le *Bulletin médical* du 24 août une nouvelle application du lavage de l'estomac *dans l'occlusion intestinale après laparotomie* :

Rehn est partisan de l'intervention chirurgicale précoce dans l'occlusion et conseille la laparotomie quand l'amélioration qu'a pu procurer la thérapeutique médicale, par exemple, n'a pas été suivie d'une selle dans les douze heures.

Les deux observations qu'il indique trop brièvement sont de nature à donner, si des faits plus nombreux les confirment, une nouvelle extension au lavage de l'estomac. Cette manœuvre aurait une action bien plus puissante sur l'intestin après une large incision abdominale et, dans les deux faits en question, elle a été suivie de l'affaissement presque complet d'anses intestinales distendues, gênan l'exploration et dont la contention était même difficile. L'auteur explique cette efficacité plus considérable par l'action de la pression atmosphérique.

(*Centralblatt für chirurgie* 1887, 30, p. 553-555).

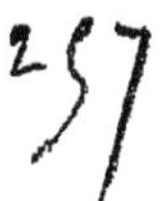

Lille Imp. L. Danel.

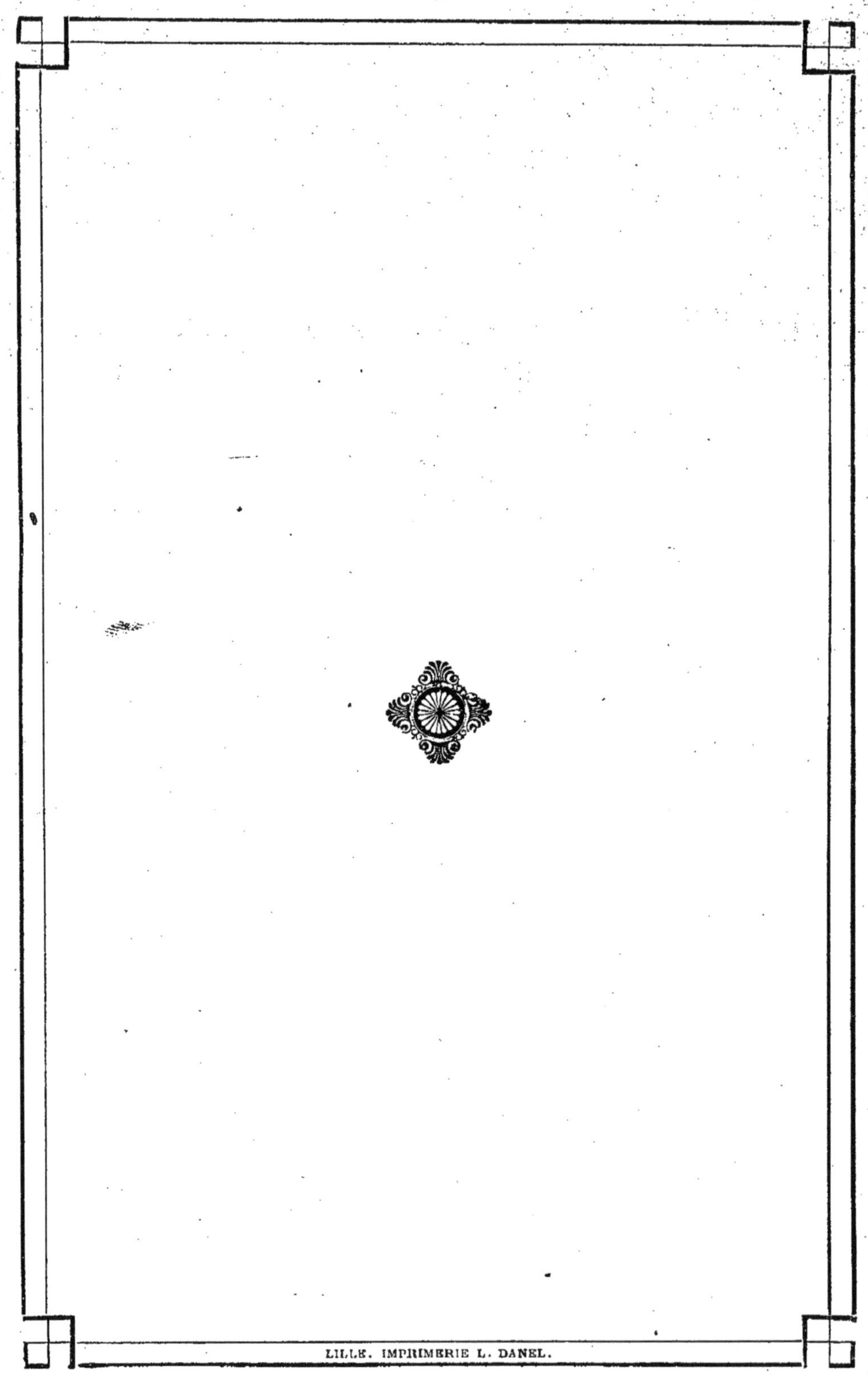

LILLE. IMPRIMERIE L. DANEL.

www.ingramcontent.com/pod-product-compliance
Ingram Content Group UK Ltd.
Pitfield, Milton Keynes, MK11 3LW, UK
UKHW020553230726
13925UKWH00006B/2576

9 782019 281168